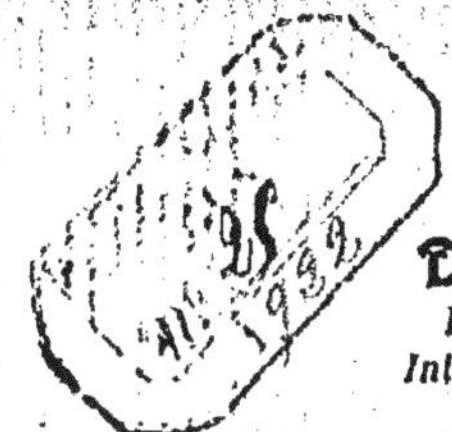

Dr R. FOURTEAU

Externe des Hôpitaux de Lyon,
Interne des Hôpitaux de St-Etienne.

TRAITEMENT

du

Symblépharon total complet

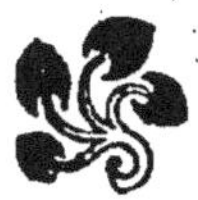

TRÉVOUX
IMPRIMERIE J. JEANNIN
—
1922

TRAITEMENT
DU SYMBLÉPHARON TOTAL COMPLET

Dʳ R. FOURTEAU

Externe des Hôpitaux de Lyon,
Interne des Hôpitaux de St-Étienne.

TRAITEMENT

du

Symblépharon total complet

TRÉVOUX
IMPRIMERIE J. JEANNIN
—
1922

A MES PARENTS

A MA FEMME

A MON FILS

A TOUS LES MIENS

A QUELQUES AMITIÉS

A MON MAITRE ACTUEL

Monsieur le Docteur MOREAU

Ex-chef de Clinique ophtalmologique à la Faculté de Médecine de Lyon,
Chirurgien des Hôpitaux de Saint-Etienne.

C'est avec un sentiment de fierté que je me réclame de son enseignement. Qu'il me soit permis de lui exprimer ici mon admiration et de l'assurer de ma bien vive gratitude.

A Monsieur le Docteur CHAFFARD

Ex-chef de Clinique ophtalmologique à la Faculté de Médecine de Paris

Je le remercie de la bienveillance dont il a toujours fait preuve à mon égard. Il a aplani devant moi bien des difficultés, éclairci bien des questions. Je le prie de croire à mes sentiments de profond respect et de bien vive reconnaissance.

AU PRÉSIDENT DE MON JURY DE THÈSE

Monsieur le Professeur ROLLET

Professeur de Clinique ophtalmologique à la Faculté de Médecine,
Chirurgien de l'Hôtel-Dieu.

M. le Professeur Rollet fut notre premier maître en ophtalmologie. Je suis heureux d'avoir l'occasion solennelle de le remercier de la bienveillance qu'il me montra durant les six mois passés à la Clinique en qualité d'externe (1910-1911). Je suis sensible à l'honneur qu'il me fait aujourd'hui en ayant accepté la présidence de mon jury de thèse. Qu'il veuille accepter l'assurance de mes plus respectueux sentiments.

AUX MEMBRES DE MON JURY

A MES MAITRES

Dans les Hôpitaux de Lyon :

M. le Professeur ROLLET.
A la mémoire de M. le Professeur LESIEUR.
M. le Docteur DURAND.
M. le Docteur DELORE.
M. le Professeur ROCHET.

Dans les Hôpitaux de Saint-Etienne :

M. le Docteur BEUTTER.
M. le Docteur DESCOS.
M. le Docteur LAURENT.
M. le Docteur MOREAU.

INTRODUCTION

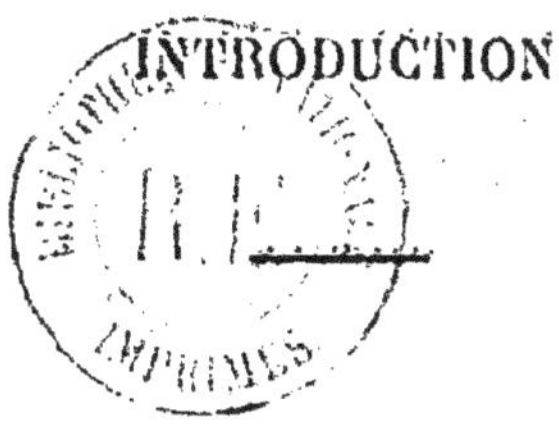

Les lésions du voisinage qui viennent compliquer
fréquemment les blessures ou les brûlures de l'œil
présentent une variété extrême. Depuis la simple
bride cicatricielle jusqu'aux plus graves difformités,
on a une gamme de déformations (paupières section-
nées, arrachées, symblépharons partiels ou totaux,
délabrements osseux plus ou moins considérables,
communication de l'orbite avec les cavités voisines,
etc...).

Dans ce travail, nous étudierons le traitement du
symblépharon total complet. La réfection d'un sac
oculaire suffisamment grand pour recevoir une pièce
prothétique de forme et de dimensions semblables
à celles de l'œil sain, est une opération plastique
délicate, nécessitant de longues interventions, avant
que le blessé puisse être muni de son œil artificiel.

On a pu voir au Congrès International de Londres,
en 1913 — où la question du symblépharon total

complet a été longuement discutée — combien le scepticisme était grand au sujet du rétablissement et du maintien de la cavité. Beaucoup de chirurgiens ne se ralliaient-ils pas à l'opinion émise par Knapp quelques mois avant (*in Norris and olivers system*) en en faisant, ou à peu près, des noli me tangere ?

Depuis, chez quelques blessés de guerre atteints du symblépharon total, on a pu tenter une opération plastique. Leur nombre a été toutefois moins grand qu'on aurait été tenté de le supposer, car ce fut justement un des caractères principaux de blessures de guerre portant sur le globe, de ne pas se limiter à l'œil seul, mais d'intéresser les paupières ou les régions voisines sur une plus ou moins grande étendue, faisant, dans nombre de cas, passer la prothèse au second plan ou même la rendant impossible.

M. Magitot, à la veille de la guerre (juillet 1914), décrivait un procédé nouveau du traitement du symblépharon total complet. M. Morax, en 1917-1918, a présenté plusieurs cas de symblépharon totaux complets, dans lesquels le sac oculaire avait été reconstitué selon une technique nouvelle.

Nous tâcherons de mettre en relief dans ce travail la valeur respective des différentes techniques. Notre Maître, le Docteur Moreau, qui a eu en 1920 à traiter un symblépharon total complet l'a fait selon la technique de M. Morax. Le très beau résultat immédiat qu'il a obtenu et qui ne s'est pas démenti depuis, prend place à l'heure actuelle parmi les rares cas de symblépharon total complet ayant donné à longue échéance le résultat cherché. Il nous a été

possible de retrouver un blessé de guerre opéré en
1916 par M. Morax suivant sa nouvelle technique.

Nous avons cru intéressant de signaler l'histoire
de ce blessé chez qui l'échec relatif de la prothèse
par effacement des culs-de-sac nous paraît, dans
les conditions où il s'est produit, donner lieu à des
conditions d'ordre particulier et général intéressantes.

Ces deux cas constituent la base de notre travail.
Nous nous sommes étendus sur la technique de restauration cavitaire que M. Moreau a suivie chez
son opéré, car elle compte beaucoup de points de
détails de grande importance, conditions nécessaires à la réussite de l'opération.

Définition et considérations générales

Le symblépharon total complet est le degré le plus prononcé de cicatrices oblitérant la cavité conjonctivale, c'est la symphyse orbito-palpébrale intéressant les deux culs-de-sac dans toute leur hauteur et dans toute leur largeur.

Il est en général la conséquence de larges destructions du globe, de plaies du globe et des paupières, il s'est rencontré pendant la guerre comme conséquence plus ou moins rapide de la blessure (éclatement du globe, dilacérations des paupières, etc.), il se retrouve dans la pratique civile, surtout après accidents par brûlure (projection de métal en fusion, etc.), ou bien encore après certaines opérations mutilatrices (ablations de tumeurs de l'œil, de l'orbite). Lorsque le chirurgien a été dans la nécessité de disséquer les paupières, d'enlever leur revêtement conjonctival, on voit dans ce cas, en trois ou quatre mois, un tissu cicatriciel venir combler la cavité et réaliser un symblépharon total complet.

Cette déformation s'accompagne d'ordinaire d'adhérence des deux bords palpébraux entre eux : d'ankyloblépharon.

Nous ne discuterons pas ici les moyens que dans certains cas on peut mettre en œuvre pour prévenir ou combattre l'établissement du symblépharon. Si, dans un symblépharon par brides cicatricielles, on n'aurait pas dû essayer la résection de la bride, si dans ceux par rétraction cicatricielle, il n'aurait pas été indiqué de tenter la dilatation cavitaire, le fait même de ne vouloir envisager dans ce travail que le traitement du symblépharon total complet, dont l'établissement est la conséquence de lésions larges à dégâts considérables aboutissant à peu près fatalement à la symphyse, me dispense d'envisager l'étude du traitement préventif, du symblépharon total et complet.

La lésion constituée, il faut la traiter.

Le problème consiste à rétablir une cavité suffisante pour le maintien d'un œil artificiel, aux dépens d'une déformation qui n'a laissé aucun vestige de cavité conjonctivale, la pièce prothétique devra être facilement tolérée et le plus possible de forme et de dimensions voisines de celles de l'œil sain.

Le premier soin est de faire une cavité ; la difficulté essentielle du problème est dans son maintien. Le seul moyen d'empêcher à nouveau la symphyse, est de séparer les surfaces cruentées par un tissu épidermisé. « La seule manière d'agrandir une cavité orbitaire est d'ajouter du tissu », dit M. Magitot dans un langage expressif. Or ce tissu ne pourra être qu'un lambeau greffé, puisque toute trace de conjonctive ayant disparu, nous ne pouvons utiliser un procédé par glissement ou un procédé par transplantation.

C'est donc seulement par une greffe que nous pourrons traiter le symblépharon total. Devrons-nous utiliser une greffe à lambeau pédiculé prise, suivant les conditions, à la tempe ou à la racine du nez, ou encore à la paupière inférieure ? (procédés du type Samelsohn) ou utiliserons-nous les greffes sans pédicule cutantées totales, comprenant toute l'épaisseur de la peau, à l'exception du panicule adipeux, ou seulement l'épiderme et la partie toute superficielle du derme. (Greffes dermo-épidermiques).

Ces différents procédés sont de valeur très inégales, nous pensons qu'avec les uns l'échec est fatal, et que, au contraire, en utilisant des greffes à lambeaux minces, selon une technique que nous préciserons plus tard, on peut aboutir à des résultats intéressants.

La technique.

—

Considérations générales.

Examinons comment se pose le problème. Le but cherché est de refaire une cavité et des culs-de-sac suffisamment profonds pour que puisse venir s'y loger la pièce prothétique, il faut donc :

1° Sculpter une cavité en plein tissu cicatriciel ;

2° Etaler sur ses parois la greffe en lui donnant la forme indispensable de culs-de-sac ;

3° Arriver à conserver à la cavité la forme et la dimension qu'on lui a primitivement données.

Or, quelles sont les conditions générales de réussite de l'opération ?

Le fait de créer en plein tissu de cicatrice une cavité va (même après la reprise de la greffe) produire de la rétraction cicatricielle, processus qu'il faut de toute nécessité limiter, sous peine de voir les culs-de-sac disparaître peu à peu. On s'y oppose en maintenant en face de la force de rétraction permanente une force de distension permanente, en dilatant la cavité créée, par l'interposition d'un dilatateur ; mais, pour que cette contre-pression puisse avoir un effet utile, il faut qu'elle puisse s'exercer sur une surface immobilisée ; la paroi antérieure de la cavité créée seule est mobile, il faudra l'immobiliser. Nous obtenons ce résultat par la blépharorraphie :

La fixité du cul-de-sac ;

La fixité des paupières ;

La dilatation constante du sac oculaire, au moins pendant un certain temps, sont des conditions indispensables à la réussite de l'opération. Il faut en ajouter une autre, la réalisation d'une adhérence aussi intime que possible du lambeau-greffe, à la surface à greffer.

Nous disions plus haut, que les greffes à pédicules étaient à rejeter complètement dans le traitement du symblépharon complet et total.

Nous allons voir comment, en les utilisant, il est en effet impossible de se placer dans les conditions que nous jugeons nécessaires à la réussite de l'opération.

Technique de la réfection des culs-de-sac par des lambeaux pédiculés.

On emprunte en général les lambeaux pédiculés à la région voisine du cul-de-sac que l'on se propose de refaire.

La méthode italienne qui utilise un lambeau pris

au bras, maintenu pendant quinze ou vingt jours au
contact de la surface à greffer, n'est pas applicable
ici ; l'immobilité du bras n'est pas toujours bien assurée, et même le bras maintenu dans un appareil,
le procédé est extrêmement pénible pour le patient,
et les cicatrices toujours très visibles ; les autres procédés, utilisant les lambeaux pris dans le voisinage
(procédés de Panas, Snellen, Dianoux), diffèrent
peu les uns des autres ; ils consistent, après avoir
libéré les culs-de-sac par une incision soigneuse,
allant d'un canthus à l'autre, à tailler à la tempe ou
à la joue, un lambeau cutané à pédicule en forme de
raquette, à l'introduire dans la cavité orbitaire, préa-
lablement disséquée, au travers d'une boutonnière
faite un peu en dehors de la commissure externe, et
à le fixer par des sutures sur les faces profondes du
cul-de-sac que l'on veut refaire ; quinze ou vingt
jours après en moyenne, lorsqu'on juge que la nutrition du lambeau est assurée, on sectionne le pédicule
pour augmenter la profondeur du cul-de-sac, on peut
passer plusieurs anses de fil aux points déclives et
les fixer à la joue (schéma 1).

Dans un deuxième cas, on refait la même opération pour le cul-de-sac de la paupière opposée.

A côté de cette technique qui permet de tapisser
les deux parois d'un cul-de-sac, il en existe une autre,
ou plutôt plusieurs autres, d'une conception différente, dans lesquelles on se contente de tapisser une
seule des parois de la cavité créée, qui est toujours
la paroi palpébrale (type Samelsohn). Ce dernier,
pour obtenir de larges pédicules, recommande de

2

tailler sur la peau de la paupière, un lambeau rectangulaire, musculo-cutané, adhérant au bord libre de la paupière, qu'on obtient par des incisions perpendiculaires au bord libre, et par une parallèle à

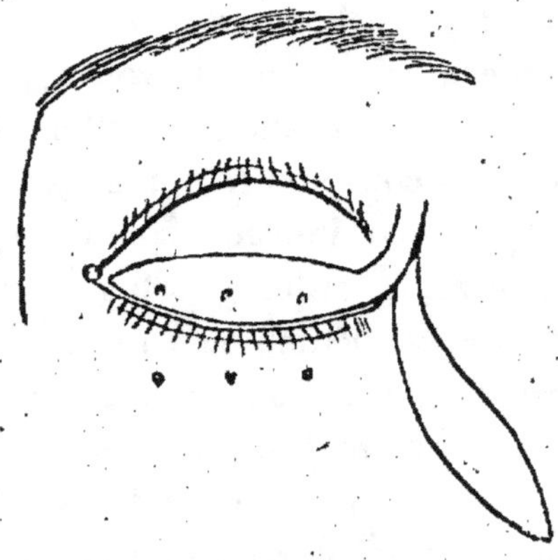

Schéma 1.— Lambeau pédiculé venant tapisser le cul-de-sac inférieur, après débridement du canthus externe ; les deux parois du cul-de-sac sont tapissées par le lambeau.

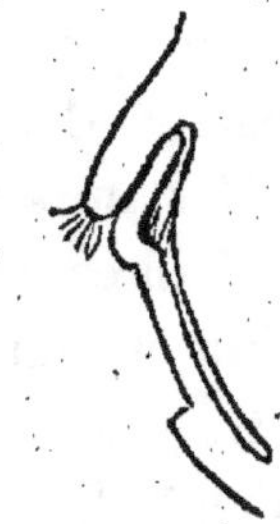

Schéma 2. — La paroi palpébrale seule est tapissée d'un lambeau à pédicule pris sur la paupière opposée.

ce dernier, éloignée de lui de 6 à 7 m/m. Ce lambeau est fixé à la face postérieure de la paupière opposée, et une fois la prise des lambeaux assurée, on le sectionne à la base (schéma 2).

De la valeur de ces procédés appliqués au traitement du symblépharon total complet.

On remarque que ces procédés ne paraissent s'appliquer qu'au traitement de la réfection d'un cul-de-sac. Ce n'est que dans un second temps que l'on restaure l'autre cul-de-sac, l'avantage de la greffe à pédicule est d'assurer une bonne nutrition du lambeau, d'avoir un lambeau moins fragile que ne l'est le lambeau dermo-épidermique, enfin d'éviter en grande partie la rétraction secondaire du greffon, c'est, toutes les fois qu'on le peut, peut-être le procédé idéal pour la réfection du cul-de-sac.

Dans un symblépharon total complet, ou du moins dans un symblépharon total de grandes dimensions, la méthode aurait donné quelques résultats, on en trouve rapportés dans la thèse de Coulomb inspirée par le professeur de Lapersonne. M. Terrien en a rapporté quelques cas heureux, il a présenté à la Société d'ophtalmologie de Paris, en juillet 1916, l'observation de quelques blessés chez qui il avait refait les culs-de-sac par un procédé à lambeaux pédiculés, et il disait : « *Nous y avons eu recours avec succès dans plusieurs cas de symblépharon total occupant les deux paupières supérieures ou inférieures, ou à la suite d'énucléations atypiques, avec absence de culs-de-sac pour la prothèse et soudure palpébrale, en particulier, dans un cas de ce genre, où les culs-de-sac faisaient presque totalement défaut, l'emploi d'un lambeau pédiculé nous fournit un résultat prothétique excellent* » (1).

Ceci prouve que, à des cas particuliers doit pouvoir s'adapter une technique particulière, mais ne nous empêche pas de rejeter pour les raisons sui-

____

(1) Société d'ophtalmologie de Paris (11 juillet 1916).

vantes cette méthode de lambeaux à pédicules qui, dans l'immense majorité des cas, paraît ne devoir donner que des résultats décevants.

La cavité obtenue par la dissection des paupières n'est pas grande, et si elle doit atteindre le plan osseux de l'orbite par la périphérie, elle n'est pas profonde (4 à 5 m/m environ), or le lambeau à pédicule pour autant que l'on ait cherché à le débarrasser de la couche sous-cutanée sera assez épais, et rétrécira d'autant la cavité ; en outre, l'opération elle-même nous paraît défectueuse.

Tant que le pédicule n'a pas été sectionné, on ne peut mettre dans le cul-de-sac restauré aucune pièce olivaire dilatatrice ; nous pensons, malgré qu'il soit moins nécessaire pour un lambeau pédiculé que pour une greffe non pédiculée, de réaliser une adhérence très intime du greffon à la surface à couvrir, qu'il y a là — dans cette absence de pièce olivaire — un facteur défavorable à la prise du lambeau, mais surtout — et nous voyons là un des défauts principaux de la méthode — pendant tout le temps de la prise des lambeaux, c'est-à-dire jusqu'au moment où l'on sectionnera le pédicule, on ne va pas, ne mettant pas de pièce olivaire, pouvoir s'opposer à la force de rétraction du tissu de cicatrice.

Sans doute, on peut faire une blépharorraphie après introduction d'une pièce dilatatrice dans le cul-de-sac, en suturant le bord libre de la paupière libérée au bord encore adhérent au tissu cicatrice de la paupière opposée, mais la mise à la forme du cul-de-sac ne se fait pas alors en bonne position anatomique.

Ceci, si on refait séparément chaque cul-de-sac en deux opérations distinctes, ne s'attaquant à l'un que quand l'autre sera restauré (A).

B. Si on emploie le procédé de Samelsohn, ou un procédé du même type, c'est-à-dire si l'on ne tapisse que l'une des parois de la cavité, la paroi palpébrale, on aura en regard du revêtement cutané un tissu de cicatrice fraîchement incisé.

Or, on connaît l'évolution habituelle de ces bourgeons abandonnés à eux-mêmes, leur envahissement, par de nombreuses cellules du type embryonnaire, l'apparition de fibres conjonctives, et la constitution d'un véritable tissu de sclérose qui n'évoluera pas sans rétrécir les culs-de-sac, il faut en outre, dans ce cas, craindre de nouvelles adhérences entre la surface cruentée et la surface greffée, si cette dernière présente quelques petites pertes de substance ou de sphacèle.

C) Si on emploie dans une même séance opératoire, après libération des deux paupières, le procédé de Samelsohn, pour un cul-de-sac, un procédé à lambeaux temporaux pour l'autre, on se heurte aux deux difficultés que nous venons de signaler.

a) Celle de tous procédés, où une des parois seulement est tapissée par un lambeau ;

b) L'impossibilité de mettre une pièce olivaire et de s'opposer à la rétraction des tissus.

D) Si après libération des deux paupières, et cherchant à tapisser les deux culs-de-sac, dans une même séance opératoire, on utilise deux lambeaux à pédicules, on peut évidemment faire une blépharorraphie après mise en place d'une pièce dilatatrice dans la cavité, mais l'opération devient très longue dans la nécessité où l'on est, dans toute autoplastie à lambeaux, de faire beaucoup de points de soudure, on traumatise considérablement les lambeaux, puisque par un de leur bord, le bord postérieur, qui est le bord profond, on sera obligé de les suturer, non seulement au tissu fibreux de l'orbite, mais encore de les suturer entre eux. On ne peut pas ne pas déchirer ce lambeau par places, créant là de petits hématomes qui s'infecteront facilement et risqueront d'amorcer des décollements.

Si la méthode des greffes par lambeaux pédiculés est difficile et ne permet pas de se placer dans les meilleures conditions de réussite, la combinaison de greffes à pédicules et de greffes sans pédicules ne peut-elle être tentée ? La greffe à pédicule s'appliquant sur le fond de la cavité, la greffe sans pédicule tapissant les deux culs-de-sac. Comme cette opération serait difficile à faire en cavité anfractueuse, pour la mener à bien il faudrait pratiquer l'éversement et la suture des paupières, et pouvoir étaler à plat la surface à greffer. Nous allons exposer dans le chapitre suivant les avantages que nous paraissent avoir les lambeaux sans pédicules sur les autres dans le traitement du symblépharon total complet.

Nous ne croyons pas qu'il y aurait avantage à tapisser la paroi profonde de la cavité par une greffe cutanée à lambeaux, les faces palpébrales par une greffe sans pédicule, compliquant inutilement l'opération, car la constance même des bons résultats obtenus par les greffes sans pédicule, la vitalité des greffons, la simplicité de la technique nous obligent après avoir signalé cette méthode à ne pas nous y arrêter et lui préférer celle des greffes sans pédicule, dont nous allons étudier les propriétés. Telles sont les raisons principales, en dehors même de la difficulté technique, qui font que les chirurgiens ont renoncé à peu près tous aux greffes à pédicule, pour peu que le symblépharon soit étendu.

Terrien, qui, comme nous l'avons cité plus haut, signalait un beau succès opératoire, écrit : « *C'est la méthode de choix (greffe sans pédicule) réservée au cas où le symblépharon est absolu, et les culs-de-sac absolument déficients, tandis que la greffe à pédicule convient au cas où les culs-de-sac sont en partie conservés* (1).

M. Morax (2) déclare que « *dès qu'il s'agit d'un symblépharon un peu étendu, il est indispensable de restaurer la cavité conjonctivale au moyen de greffes et ajoute-t-il en particulier de greffes dermiques ou dermo-épidermiques.*

« Les greffes sans pédicules ». Valeur comparée des différents types de greffe.

Les greffes sans pédicules paraissent donc préférables dans le symblépharon total complet.

---

(1) Terrien. Chirurgie de l'œil et des annexes, 1921.
(2) Morax. Précis d'ophtalmologie, 1921.

Comme toujours en matière de greffe, on s'est adressé aux tissus les plus divers ; on retrouve ici les tentatives hétéro-plastiques (peau de grenouille, conjonctive de chien, etc.), et les tentatives homo-plastiques (conjonctive humaine, peau du péritoine, amnios, muqueuse buccale, vaginale, etc.).

M. le professeur Rollet a, depuis longtemps, préconisé dans le traitement du symblépharon partiel, dans celui du ptérygion, la greffe de muqueuse buccale, prise dans la région bucco-vestibulaire qui est remarquable par sa vitalité ; mais la nécessité d'avoir à tailler de larges greffons et d'occasionner, par conséquent, de très larges pertes de substance de revêtement muqueux, nous obligent à ne pas y recourir.

Dans certains cas, d'ailleurs, les greffes muqueuses étalées sur une très large surface, comme c'est le cas pour un symblépharon total, ont paru se résorber trop vite, aussi la majorité des chirurgiens, lui préfèrent la greffe cutanée. Cette dernière peut être utilisée de deux façons, soit en prenant toute l'épaisseur de la peau, à l'exception du panicule adipeux, ou seulement l'épiderme et la partie toute superficielle du derme.

Le premier procédé a donné quelques beaux succès, et Franke, Weeks (1) s'en déclarent partisans. Cependant, le sphacèle et la suppuration viennent souvent faire disparaître les lambeaux ; il y a tou-

---

(1) Rapport au Congrès international d'ophtalmologie de Londres (1913).

jours, en outre, une résorption très considérable du greffon qui commence une quinzaine de jours après la mise en place et se continue pendant trois mois environ, et qu'enraye toujours incomplètement le port de la pièce prothétique. Enfin, en prenant la peau dans sa totalité, on a un lambeau toujours assez épais.

Le lambeau mince, épiderme (et ce qui peut difficilement être évité : couche superficielle du derme) présente quelques-uns de ces inconvénients, mais à un degré moindre, sa rétraction et sa résorption sont moins grandes. Si on n'intéresse pas dans le lambeau la couche fibro-élastique du derme, il aura peu de tendance à se recroqueviller, s'adaptera plus facilement aux surfaces cruentées et, de plus, sa vitalité est très grande, s'il est taillé comme il doit l'être, c'est-à-dire de telle sorte que sa face profonde entraîne de nombreuses cellules de la couche germinative.

Nous sommes heureux de rappeler l'opinion que MM. Tavernier, Nové-Josserand, Durand (1) ont exprimé récemment au cours d'une séance de la Société de chirurgie de Lyon, au sujet du parallèle des greffes cutanées totales et dermo-épidermiques. M. Tavernier, à l'occasion de la présentation d'un blessé, chez lequel il avait fait, quatre ans auparavant, une large greffe dermo-épidermique suivie d'un beau résultat qui avait persisté depuis, reconnaissait que le succès des greffes cutanées totales est

---

(1) Société de chirurgie de Lyon (Séance du 4 décembre 1919).

plus aléatoire que lorsqu'il s'agit de greffes à lambeaux minces et que, même au point de vue de la mobilité, le résultat en est inférieur.

M. Nové-Josserand, dont on connaît l'usage qu'il fait des greffes pour l'urétroplastie dans l'hypospadias, déclare que « relativement à l'épaisseur des lambeaux, je suis arrivé à cette conclusion que les lambeaux minces prennent aussi bien, sinon mieux, que des lambeaux épais, et qu'ils donnent une cicatrice plus souple.

Notre ancien Maître, M. Durand, est du même avis : « Pour ne parler que des greffes cutanées, l'opinion qui ressort pour moi d'une longue pratique est que les greffes dermo-épidermiques me paraissent supérieures aux greffes cutanées totales ; leurs échecs sont exceptionnels quand on sait bien les faire et bien les panser, je les préfère aux greffes cutanées totales ».

Nous avons entendu souvent M. Moreau soutenir la même opinion dans son service ou au cours de présentations de malades devant la Société des sciences médicales de St-Etienne.

Un point capital pour assurer le succès de la greffe et d'obtenir une coaptation intime du lambeau à la surface à recouvrir, car l'expérience a montré que tout élément de greffon qui n'est pas en regard d'une surface avivée est voué à la nécrose. Dans cette recherche de l'adhérence intime du lambeau, nous nous heurtons à une difficulté technique considérable qu'il faut surmonter à tout prix, car le déplacement des greffes est une des causes les plus fréquentes de l'échec de l'intervention.

Nous sommes arrivés à cette conclusion que la greffe dermo-épidermique est aux yeux de la plupart des chirurgiens la greffe de choix ; mais dans une opération, aux risques d'échecs si grands, la façon de tailler la greffe, de la placer, la connaissance des soins très minutieux et très précis dont il faut entourer le greffon, la technique en un mot, demande à être précisée et justifiée dans ses détails.

Utilisation des greffes dermo-épidermiques. Technique générale.

———

On peut schématiquement décrire deux phases dans le traitement du symblépharon total complet. La première commence au moment où l'on s'attaque au bloc fibreux, cicatriciel, dans lequel on va modeler le sac oculaire et s'étend jusqu'au moment où la greffe est venue tapisser les parois de la cavité, où il n'y a plus de sécrétions, où l'on peut dire que la greffe a pris ; au moment enfin, où, si la cavité et son revêtement restaient en état, la partie serait gagnée.

La seconde commence au moment où la cavité créée à la forme et à la dimension voulues, le rôle du chirurgien va être de la maintenir dans cet état.

La première phase, elle-même, suppose plusieurs interventions :

a) Libération des paupières et création de la cavité ;

b) Mise en place de la greffe et son maintien au

contact des parois de la cavité pour en assurer la prise.

Nous rangeons dans la seconde phase de l'acte opératoire, parce qu'ils procèdent d'une autre idée directrice principale, les différents procédés que peut employer un chirurgien pour s'opposer à la tendance à la rétraction du tissu cicatriciel, jusqu'au moment où il jugera que la dilatation obtenue est définitive.

Or, lorsqu'on étudie les différents procédés opératoires proposés, on constate que tous les chirurgiens se sont mis d'accord sur la nécessité de s'opposer par l'inclusion d'une pièce olivaire, après tarsorraphie, à la déformation cavitaire, et que les moyens pour l'obtenir diffèrent en somme peu les uns des autres.

Au contraire, la façon de créer la cavité, d'étaler la greffe, d'obtenir l'adhérence de cette dernière, de la maintenir au contact des parois avivées, d'assurer la dilatation cavitaire précoce ont donné lieu à des procédés assez différents.

A) Les uns appliquent la greffe en suturant les lèvres au bord des paupières, et le plus souvent en immobilisant les culs-de-sac, au périoste orbitaire, par des fils en U passés au points les plus déclives et suturés à la peau du sourcil ou de la joue. Le maintien de la greffe contre la paroi est obtenu par la mise en place d'une pièce olivaire sous blépharorraphie.

B) M. Magitot habille de la greffe une pièce métallique, l'enfouit dans la cavité, et l'y maintient par une blépharorraphie. Au bout de trois à quatre semaines, il retire la pièce métallique qui sort dépouillée de sa greffe devenue adhérente aux parois de la cavité.

C) M. Morax éverse les paupières et dépose la greffe sur les paupières étalées, quand elles ont pris il remet l'appareil palpébral en position anatomique et met sous blépharorraphie une pièce olivaire jouant le rôle de dilitateur.

La greffe doit être prise dans une région où la peau est fine et glabre (face interne du bras, de la cuisse, en arrière du lobule de l'oreille), elle est enlevée — tout le monde est d'accord sur ce point — suivant la technique de Magitot que nous décrirons plus loin ; elle mesure, selon les principes de ces sortes d'autoplastie, 1/3 environ en plus que la surface à combler. Le premier temps consiste dans la dissection des paupières, celles-ci sont détachées sur toute leur hauteur et sur toute leur largeur de leur adhérence à la cavité orbitaire, c'est-à-dire jusqu'à ce que le bistouri sente le rebord de l'orbite.

Weeks insiste sur la nécessité de maintenir la greffe sur un cadre rigide constitué ici par le rebord orbitaire. Pour ménager le releveur de la paupière, il ne faut pas sur un centimètre de largeur, au niveau de la partie moyenne de cette dernière, rechercher le contact osseux.

Le deuxième temps consiste dans l'application des greffons.

Si nous suivons le premier des procédés, le plus ancien aussi.

Le greffon une fois étalé, nous introduisons dans l'orbite un dilatateur, corps étranger, qui donnant à la greffe la forme indispensable de cul-de-sac, va permettre son adhérence aux parois.

Hansen-Abadie se servent d'un œil artificiel ; d'autres d'une coque de verre ; Weeks de la gutta rendue malléable dans de l'eau chaude, Terrien qui, dans un article tout récent du *Paris Médical*, vient de recommander cette méthode, conseille la paraffine ou mieux la pâte dont se servent les dentistes, toute préparée naturellement et stérilisée. Le choix de la substance n'a pas une importance très grande. Ces greffes sont suturées au bords palpébraux.

On passe ensuite des fils en U, fils de soie, aux points les plus déclives des culs-de-sac qui viennent prendre le périoste orbitaire et sont noués ensuite à la face externe des paupières, au niveau des rebords orbitaires. Blépharorraphie. Un pansement sec est appliqué et laissé en place deux ou trois jours. A partir du quinzième jour, et pendant deux ou trois mois, on observe une rétraction du lambeau. Au bout de deux mois environ, on peut généralement supprimer la blépharorraphie et commencer la prothèse.

Nous reprochons à ce procédé de traumatiser le lambeau, traumatisme fatal puisque l'opération nécessite de nombreux points de suture, de rendre très difficile l'étalement du greffon, de le rendre inégal, de produire fatalement le sphacèle des lambeaux qui ne se trouvent pas devant une surface avivée, en un mot de diminuer la vitalité du greffon.

M. Magitot pour éviter de traumatiser la greffe, par

la mise en place de très nombreux fils de suture, habille de greffe *« une pièce métallique capable, comme le boulon de Murphy en chirurgie intestinale, de contenir automatiquement les lèvres du lambeau »* (1). Cette pièce est en bronze d'aluminium ou en argent, de la taille d'un gros œil artificiel, il y en a comme nous l'avons vu de différentes dimensions.

La dissection des paupières, la taille de la greffe, se font comme dans la technique précédente.

La pièce métallique, habillée de peau face cruentée à l'extérieur, est mise en place. Cette manœuvre est rendue facile par la section du canthus externe. Une fois placée, on rabat sur elle les paupières, on fait une blépharroraphie partielle en ménageant, de préférence en dehors, une issue pour les sécrétions. Après trois ou quatre semaines, les paupières sont débridées ; derrière les paupières libérées existe un plan profond qui les maintient rapprochées. Ce plan est constitué par l'épiderme greffé qu'il faudra sectionner parallèlement à la marge des paupières, la pièce métallique est alors mise à nu.

Afin d'assurer le maintien des culs-de-sac contre le rebord orbitaire, on passe dans les régions les plus déclives des culs-de-sac, des anses, des fils de soie qui iront se nouer sur la peau après avoir accroché le périoste. Pour un symblépharon total complet, M. Magitot en passe trois dans le cul-de-sac inférieur, un à l'angle externe, deux autres dans le cul-de-sac su-

____

(1) Thérapeutique de symblépharon par les greffes épidermiques orbitaires à grandes surfaces, *Annales d'Oculistique*. (CLII, juillet 1914).

périeur, il les maintient huit à dix jours et met ensuite des prothèses volumineuses. L'œil artificiel peut être ensuite rapidement ajusté.

La méthode préconisée par M. Magitot paraît excellente, il ne traumatise pas du tout la greffe, il fait une dilatation précoce suffisante de la cavité puisque cette pression sur les parois est la condition même de la reprise de la greffe. On peut craindre que l'abondance du spacèle, des parties qui ne sont pas destinées à prendre, vienne contrarier la prise du lambeau, faciliter l'infection, mais l'auteur répond victorieusement à cette crainte : « *Ces soins de propreté, lavage au sérum tiède de la cavité, sont répétés tous les deux jours pendant deux semaines, et les débris mortifiés étant éliminés, on constate très vite l'épuisement de la sécrétion* » (1). Enfin, M. Magitot nous disait récemment qu'il était satisfait de sa technique et qu'il continuerait à l'employer le cas échéant.

M. Magitot n'a-t-il eu que des succès et la réaction cicatricielle n'a-t-elle pas réussi à diminuer les dimensions premières des cavités qu'il avait créées ? C'est probable et cela justifierait les paroles de M. Morax à la Société d'ophtalmologie de Paris : « *les greffes épidermiques sur mandrin ont bien pris, mais chaque fois, après quelque temps, la rétraction s'est produite ; il y a donc, malgré les résultats acquis et la technique très heureuse mise en pratique par Ma-*

______

(1) Déjà cité, *Annales d'Oculistique*, juillet 1914.

gitol, des cas particulièrement difficiles pour lesquels des améliorations sont encore à chercher » (1).

Quelques jours plus tard, en effet, il opérait avec une technique différente un blessé atteint de symblépharon total complet. Sa technique, sur laquelle nous aurons l'occasion de revenir, consiste essentiellement dans les points suivants : il étale, en surface, les tissus éversés des paupières, il les fixe, en provoquant l'adhérence de leur bord, en haut, à la peau de la région sourcilière, en bas, au niveau de la joue, puis recouvre toute la surface de la grande cavité ainsi créée de greffes dermo-épidermiques ; jusqu'à ce qu'elles aient pris, il maintient les choses en cet état. Puis, dans un second temps, il rabat les volets palpébraux, introduit un dilateur cavitaire qu'il maintient par un blépharorraphie.

---

(1) M. Morax. Société d'Ophtalmologie de Paris, juillet 1916.

De la valeur de ces différentes techniques

Quelle est la valeur comparée de ces techniques ?

Nous devons reconnaître que la méthode de M. Morax qui, à nos yeux, réalise un progrès, n'a pas cependant rallié tous les suffrages ; M. Terrien, dans un article tout récent (1), décrit sa technique, dont ous avons précédemment parlé ; M. Valois recommande un procédé tout à fait semblable.

Nous reprochons à cette méthode, comme nous l'avons déjà développé, d'être d'une réalisation opératoire difficile, de traumatiser considérablement le greffon, d'en rendre l'étalement difficile et fatalement inégal.

M. Terrien lui-même reconnaît que, par sa technique, la greffe dermo épidermique ne suffit pas dans tous les cas, puisqu'il termine son article par les considérations suivantes : « *Il est rare, si la cavité orbitaire est totalement défic ente, que la méthode*

____

(1) La réfection de la cavité orbitaire. *Paris Méd.* 25 fév. 1922.

*permette une réfection définitive ; souvent, il faudra
la compléter quelques mois plus tard par une autoplastie à pédicule »*. M. Magitot nous a dit qu'il res-
tait fidèle à sa technique. Celle de M. Morax présente
à nos yeux des avantages considérables.

En un sens général, elle est plus chirurgicale, car
elle permet le contrôle de la vue ; on voit mieux sur
des surfaces étalées que dans une cavité angulaire ;
elle rend possible un tapissage plus soigneux des
surfaces avivées ; les greffes, une fois étalées, elle en
permet la surveillance, elle combat mieux qu'une
autre le processus de rétraction fibreuse, puisqu'on
s'y oppose par la fixation sous légère tension des
paupières, fixation maintenue jusqu'à la reprise des
greffons, c'est-à-dire jusqu'au moment où la greffe
même pourra en partie limiter ce processus. Le greffon est au sec, puisque le tulle gras qui va recouvrir
le lambeau va permettre à la sérosité de filtrer dans
le pansement.

Cependant, malgré ces considérations un peu théo-
riques, nous croyons qu'il ne faut pas être absolu.

Nous rappelons que M. Morax a écrit dans les
conclusions de son article original des *Annales d'Oculistique*, dans lequel il exposait sa nouvelle technique:
*« le résultat de la greffe m'a paru plus satisfaisant
sur les tissus éversés que dans une cavité créée par
incision et dont les parois sont maintenues écartées
par la coquille ou le bouton porte-greffe ; ce dernier
procédé conserve toute sa valeur lorsque la cavité
orbitaire est encore occupée par un globe ou un moignon, et que l'énucléation précède l'insertion du bouton porte-greffe »*.

Ceci nous paraît vouloir dire que le procédé par étalement des paupières est à conseiller toutes les fois que l'angle orbito-palpébral, trop aigu, pourrait gêner l'enfouissement du bouton porte-greffe, ne pas permettre, au niveau de cet angle, l'adhérence intime de la greffe et de la cavité.

Nous croyons que c'est l'épreuve du temps qui finira par départager les auteurs et fixera pour l'avenir la valeur de chaque technique.

« *Que deviendra dans un an ou deux la cavité créée ?* », dit Morax au sujet de ces deux observations principales.

Nous avons eu l'occasion de pouvoir retrouver un de ses opérés de 1916 ; son histoire, ainsi que la cause de l'échec relatif de la tentative de restauration cavitaire, nous ont paru intéressants.

En outre, notre maître, M. Moreau, a opéré en 1920 un blessé atteint de symblépharon total complet par cicatrice orbito-palpébrale ; ce blessé porte actuellement une prothèse de dimension convenable, très voisine de celle de l'œil sain ; la cavité est souple, n'a aucune tendance à se combler. L'opération, la surveillance des suites opératoires, nous paraissent donner lieu à des considérations intéressantes.

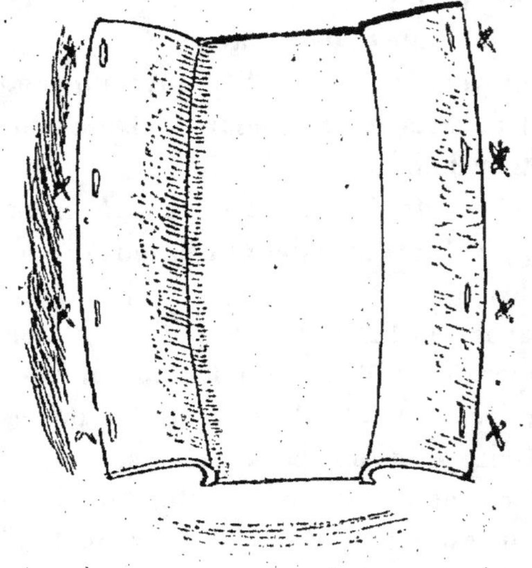

VU DE FACE.
PROCÉDÉ DE M. MORAX
VU DE COUPE.

OBSERVATIONS

OBSERVATION I

(Morax, dans *Ann. d'oculistique*, juin 1917, t. CLIV.)

R..., 36 ans, a été blessé le 5 août 1916, par une balle qui
pénétra dans la région cervicale gauche, au bord postérieur
du muscle sterno-cléido-mastoïdien et à un doigt au-
dessous de la région mastoïdienne, pour ressortir au niveau
de l'orbite droite, en provoquant l'éclatement du globe et
la dilacération des téguments des paupières. Des hémorragies nasales profuses avaient nécessité le tamponnement
des fosses nasales et le blessé n'avait pu être évacué sur
notre service que 3 semaines après sa blessure. De nouvelles hémorragies nasales profuses s'étant produites, le
blessé fut évacué sur le service d'oto-rhyno-laryngologie
de Lariboisière, où notre collègue et ami, le D* Sébileau,
pratiqua la ligature de la carotide externe droite. Le blessé,
très anémié, s'améliora assez rapidement. Il présentait
depuis sa blessure une paralysie avec atrophie de la moitié
gauche de la langue, résultant de la lésion de l'hypoglosse
gauche; il avait aussi un trouble très accusé de la phona-
tion, produit par une parésie de la corde vocale gauche.

Les paupières du côté droit étaient en état de symblépharon complet. Il ne persistait aucun vestige de la cavité

conjonctivale et des bords libres palpébraux. En outre, la paupière supérieure présentait un sillon vertical résultant d'une déchirure irrégulièrement cicatrisée.

En raison des adhérences cicatricielles cutanéo-osseuses, le cas différait du précédent et se présentait comme moins favorable. Le premier temps de l'opération est pratiqué le 31 octobre 1916. L'incision en H ne diffère pas de celle que nous avons décrite pour le précédent blessé. Au lieu de ne faire qu'un avivement discontinu du bord libre du volet, nous établissons une adhérence continue en faisant au niveau du sourcil et de la joue, une incision horizontale de 4 centimètres de longueur et en fixant dans cette plaie les bords libres des volets par 4 points de suture en U.

Sur la surface cruentée des lambeaux auxquels nous avons donné le maximum de largeur et de hauteur possibles, nous étalons 4 larges greffes épidermiques prélevées au niveau du bras. Il est remarquable de voir combien le suintement hémorragique en nappe de la surface cruentée et éversée des 2 volets est rapidement tari par l'application des greffes épidermiques. Les suites opératoires sont des plus simples ; les greffes reprennent en totalité et la soudure des bords palpébraux est complète.

Le 18 novembre, les bords palpébraux sont libérés et de la joue et du sourcil et suturés à nouveau l'un à l'autre, tandis qu'une coque en plomb est laissée en place entre les paupières et le fond de la cavité. Suites normales.

Le 12 décembre, les paupières sont libérées : la cavité est bien marquée et le résultat serait parfait si le sillon cicatriciel vertical de la paupière supérieure ne formait une bride et n'exerçait une traction sur la partie moyenne de la paupière supérieure. Une petite autoplastie est nécessaire pour combattre cette disposition, nous la pratiquons aussitôt en refermant les paupières au-devant de la coque en plomb. Le blessé est envoyé en convalescence. A son retour, le 15 avril 1917, la libération palpébrale a été faite. En même temps, pour donner plus de rigidité à la paupière inférieure, on fait une insertion d'une lame de cartilage prélevée au niveau de la conque de l'oreille droite. Le résultat de la greffe est excellent et dès le 2 mai, le Dr Coulomb peut commencer la prothèse.

La cavité peut recevoir une prothèse de petit volume, mais le plan du bord libre de la paupière inférieure se trouvant un peu abaissé par rapport à l'œil gauche, nous y avons remédié en plaçant un crin de Florence sous-cutané qui suit le sourcil, rejoint la commissure externe, longe le bord libre de la paupière inférieure et de la commissure interne, remonte vers le sourcil. Cette anse est serrée modérément et maintenue en place pendant huit jours. L'effet recherché est obtenu d'une manière très satisfaisante.

M. Morax, l'année après, publiait un nouveau cas de symblépharon complet, traité suivant la même méthode générale, mais modifiée dans certains points.

« *Au lieu de l'incision en H, nous avons pratiqué une simple incision horizontale beaucoup plus longue et dépassant de 1 cent. au moins les commissures nasales et temporales.* »

Incision plus profonde du plan superficiel, on atteint le contour orbitaire de tous les côtés, afin d'élargir la surface de greffe correspondant au fond de la future cavité, on a appliqué sur celle-ci un moulage à la paraffine fait temporairement avec une dragée de paraffine, conservée dans de petites capsules d'étain que l'on ramollit dans de l'eau chaude et que l'on met en place.

OBSERVATION II (Inédite).

Vinc.., F..., 55 ans, métallurgiste.
Le 1er octobre 1919, à l'usine, reçut dans l'œil gauche, de

la crasse de fer en fusion échappée du laminoir. Amené d'urgence à la clinique, fut opéré par le Dr Moreau, qui lui enleva 5 ou 6 fragments métalliques.

Le lendemain il rentre à l'hôpital.

A l'entrée, brûlures des paupières intéressant le bord palpébral. Brûlure complète de la cornée. Panophtalmie. Exentération de l'œil gauche, le 26 octobre 1919.

Le 15 décembre 1919, plaie cicatrisée à peu près complètement. Symblépharon complet. Ankyloblépharon sur la moitié externe du bord palpébral.

Comme il existe quelques sécrétions conjonctivales, le blessé est renvoyé chez lui et reviendra ultérieurement pour réfection de la cavité oculaire.

Se présente le 9 mars 1920 : ankyloblépharon de la moitié externe des bords palpébraux séparé dans tout le reste de leur étendue par une rainure minuscule de 1 ^m/^m à peu près d'étendue. Enfoncement très considérable de la paupière supérieure. Follicules pileux des bords palpébraux détruits.

13 mars 1920. 1re intervention. — sous anesthésie locale, création d'une large cavité en plein tissu cicatriciel. Incision en H. Rabattement des volets et suture au niveau des sourcils et de la joue ; le rabattement des volets met à jour la surface cruentée sur laquelle vont s'appliquer les greffes épidermiques. Relèvement de 4 lambeaux épidermiques pris à la face interne des bras, au moyen du rasoir à lame souple. Etalement des greffons. Pas de suture. Tulle gras Lumière, pour éviter l'adhérence des greffes au pansement. Pansement modérément serré. Pansement de la plaie superficielle du bras.

1er pansement 3 jours après.

Pansements quotidiens.

Suppression du pansement le 10e jour.

10 avril 1920. 2e intervention. — Section des volets. Rabattement des volets et placement entre eux d'une coque de plomb. Blépharorraphie presque totale.

28 avril 1920. — On refait les canthus et on place une coque de verre. Blépharorraphie maintenue.

26 mars 1920. — Libération partielle de blépharorraphie.

11 juin 1920. — Se plaint de troubles de la vue de l'œil droit. Sensation de brouillards. Réflexes pupillaires normaux. Tension normale.

$$V.\,O\,D = 1 \text{ avec } (90^\circ + 0^{d}50) + 1^{d}.$$

Il présente quelques discrètes lésions pigmentées du fond de l'œil. Champ visuel normal.

30 juin 1920. — La prothèse faite tient bien. Le malade est satisfait.

Quelques détails de technique opératoire.

———

Nous trouvons dans cette observation la cause la plus fréquente de symblépharon total complet : plaie du globe et des paupières par brûlure ; l'exentération a été faite non pas pour tâcher de conserver un moignon, car elle a été très large, mais parce qu'il y avait panophtalmie.

Le symblépharon était déjà constitué le 15 décembre, c'est-à-dire 18 jours après l'exentération, et cependant la première opération plastique n'est que du 13 mars, c'est-à-dire trois mois après. C'est qu'il a fallu attendre que tout phénomène infectieux ait disparu pour pouvoir tenter une opération plastique.

1° Soins pré-opératoires :

a) Toilette de la peau.

Elle est faite au savon stérile et à l'eau bouillie pendant une dizaine de minutes, puis complétée par un badigeonnage à la teinture d'iode dédoublée.

Pas d'anesthésie générale.

Anesthésie par infiltration.

La solution employée est la solution d'allocaïne Lumière à 2 %. Il faut attendre 10 minutes avant d'opérer. L'opérateur ainsi que son aide mettent des gants stériles en caoutchouc.

Premier temps : Incision menée transversalement d'un canthus à l'autre, le long de ce qui était autrefois la fente palpébrale, dépassant d'un centimètre environ les commissures, de 4 à 5 m/m de profondeur. Aux deux extrémités de l'incision horizontale, on fait deux incisions perpendiculaires à la première, qui en haut atteindront la racine du sourcil, descendront en bas jusqu'à 1/2 centimètre du rebord orbitaire. Puis, on dissèque les paupières de leur plan sous-jacent. Ici, deux écueils à éviter :

1° Prendre trop peu de peau et ne pas prendre l'orbiculaire dans le volet ;

2° En prendre trop et emporter avec la paupière le tissu orbitaire sous-jacent.

Dans le premier cas, on aurait ensuite des tissus palpébraux trop peu résistants ; dans le second cas, on risque d'avoir une paupière trop épaisse.

On arrête la dissection des volets, lorsqu'on atteint les contours orbitaires. On rabat ensuite les paupières ; on repère la ligne où l'on doit les fixer. On fait à ce niveau (région sourcilière pour la paupière supérieure ; région de la joue pour la paupière inférieure), une petite incision linéaire, de 2 à 3 m/m de profondeur, puis on fixe, par 4 à 5 fils à U, les paupières à la peau.

On passe ensuite au *deuxième temps*, constitué

par la prise du greffon. Quatre lambeaux sont pris. L'avantage des lambeaux multiples est de ne pas créer de trop vastes pertes de substances, parfois très longues à se réparer. La difficulté d'étalement du lambeau sur le rasoir à lame souple paraît moins grande si le lambeau n'est pas trop grand ; par contre, l'avantage du lambeau unique paraît être dans la facilité de son maintien en place une fois étalé. Les lambeaux ont été pris à la face interne du bras. On s'est servi du grand rasoir à lame souple de Magitot (lame flexible de 11 cent. de longueur sur 4 cent. de largeur). Il est préférable, en effet, d'avoir une lame large et souple, lorsqu'on fera glisser la greffe dans la cavité. Le prélèvement est souvent douloureux ; afin de le rendre moins pénible, on peut injecter de l'allocaïne sous la peau sur une large étendue. L'asepsie de la peau est assurée par un savonnage au savon stérilisé, de 5 minutes, suivi d'une friction assez douce, avec une solution faite d'oxycyanure de mercure à 5 %. Le tout sur une surface large, protégée par des champs stériles. On attendra 10 minutes avant d'opérer, la région ayant été recouverte de compresses stérilisées.

Pas de teinture d'iode sur la peau : elle lèse la vitalité du greffon.

Avant de prélever la greffe, on fera couler un peu de sérum tiède stérile sur la surface cutanée et sur le rasoir, afin d'éviter que la peau ne soit sèche, ce qui l'empêcherait de glisser et de s'étaler sur la lame.

Rôle de l'aide.

L'aide doit avoir deux buts :

1° Tendre la peau ;

2° Aplanir la surface.

Pour cela il ne devra pas entourer le membre de ses deux mains, ce qui n'aplanirait pas la surface. A l'occasion de plusieurs prises de greffe épidermique, M. Moreau nous faisait aplanir la peau, en appuyant sur elle le bord cubital de la main et en la faisant tendre légèrement vers nous. La traction de la peau se complète par une traction en sens inverse que fait l'opérateur. Le bras du malade est tenu horizontalement par un deuxième aide. L'opérateur tient le rasoir de la main droite, il doit avoir la main gauche libre, pour pouvoir, avec une petite pince à mors plats, faire remonter sur la lame l'épiderme au fur et à mesure de sa dissection.

La lame doit être parfaitement tranchante. Le tranchant en avant faisant avec la direction du lambeau un angle de 45 degrés environ. Elle a été humectée de sérum chaud. Elle doit déprimer légèrement la peau et couper sans à-coups, par un rapide mouvement d'archet ; il faut couper un lambeau mince, en réalité il ne le sera jamais trop. On reconnaît, nous dit le docteur Moreau, à deux choses qu'un lambeau est taillé à l'épaisseur cherchée. D'abord à ce que la surface sous-jacente n'est pas sanguinolente, ensuite à ce que, lorsqu'il a été étalé sur la lame, il ne se recroqueville pas, et cela parce que la lame fibro-élastique du derme n'a pas été atteinte.

S'il y a seulement toutefois quelques vagues dans l'épaisseur du lambeau, cela n'a pas d'inconvénient pour la prise. Un point important ensuite est de faire l'étalement du lambeau (pince sans mors, spatule, crochet à strabisme), on fait ensuite glisser le lambeau sur les surfaces à recouvrir.

Ces greffes ont été suturées sur leurs bords, au pourtour des surfaces cruentées.

Lorsqu'on n'a qu'un lambeau unique, large, dépassant les limites de la surface à greffer, le pansement suffit à maintenir l'adhérence, lorsqu'il y en a plusieurs, le recroquevillement fait que leur déplacement est facile. Pour en limiter l'effet, s'il doit se produire, le docteur Moreau le suture par des points simples à la soie noire, n° 0. Sa couleur la distingue par conséquent nettement des tissus, ce qui en facilite l'ablation complète au moment voulu. Il faut pour la suture une aiguille courte, piquant bien, pour le moins possible traumatiser le greffon.

Au niveau de ce qui sera plus tard le point le plus déclive des culs-de-sac, au niveau de la ligne de réunion orbito-palpébrale, une différence de niveau rend plus difficile l'adhérence intime de la greffe, qui a une tendance à passer en pont au-dessus de cet angle, il suffit de faire quelques petites mouchetures latérales plus ou moins étendues, pour en assurer en ce point là aussi le contact intime.

Quoique la mise en place des lambeaux suffit à arrêter le suintement hémorragique en nappe de la surface avivée des deux volets, il est préférable de les déposer sur des surfaces qui ne saignent pas. Une compression manuelle aura eu en général facilement raison de ce suintement hémorragique. Pour éviter l'adhérence des greffes au pansement, il est nécessaire d'interposer un corps gras stérilisé. M. Moreau se sert habituellement de tulle gras Lumière, les orifices du tulle favorisent l'écoulement de la sérosité.

Le premier temps de l'opération est terminé.

Nous ne ferons le premier pansement que le troisième jour, et ce premier pansement demande à être fait d'une façon toute particulière. Cette question du pansement des greffes minces après étalement est complexe. M. Moreau nous a signalé cette particularité que, à l'inverse des greffes dermo-épidermiques en général, qui ne doivent être pansées ni précocement, ni souvent, il est nécessaire pour celles qui ont trait à la conjonctive, de faire des pansements précoces et quotidiens.

Donc, le troisième jour, premier pansement : on change les rondelles du pansement en ayant bien soin de ne pas toucher au tulle, pour éviter tout tiraillement des greffes. Avec un tampon humide de sérum on enlève les sécrétions afin d'empêcher la macération des tissus et diminuer autant que possible les risques d'infection.

Les quatrième et cinquième jours, le pansement sera renouvelé de la même manière. Au cinquième jour on peut changer le tulle gras. A partir du sixième, il sera préférable de le changer chaque jour.

L'excédent des lambeaux desséchés et recroquevillés forme de petites croutelles aseptiques qui tombent d'elles-mêmes. Chez cet opéré, le dixième jour, la suppression totale du pansement a été faite et la plaie laissée entièrement à l'air libre.

Il se produit quelquefois au niveau des bords des greffons, entre eux et la paupière, un petit bourgeonnement irrégulier. De légers attouchements au crayon au nitrate d'argent les jugulent parfaitement. On traitera de même les petits bourgeons qui se font jour à la surface même de la greffe.

Vingt-huit jours après la première intervention, on a pratiqué la deuxième intervention : 10 avril 1920.

L'intervalle de ces deux interventions ne doit avoir rien d'absolu au-delà d'un certain minimum. Des nécessités de service ont retardé l'intervention qui aurait dû être faite quelques jours plus tôt. Il est nécessaire d'attendre que les paupières greffées soit sèches et de bon aspect, (M. Morax, déclare qu'à partir du quinzième jour, si toute exsudation a pris fin, on pourra procéder à la deuxième intervention qui consiste dans la mise à la forme de la cavité). Injection d'allocaïne au niveau de l'adhérence cutanée des volets palpébraux, section de ces volets, interposition d'une coque de plomb d'assez grande dimension entre les bords des volets, qui sont rabattus et suturés comme s'il s'agissait de faire une blépharorraphie régulière. Cette dernière n'est pas totale.

On ne suture pas les bords latéraux des volets, se réservant de refaire les canthus plus tard, dans un temps séparé. La blépharorraphie partielle permet de pouvoir faire tous les jours à chaque pansement des lavages de sérum tiède dans la cavité.

Troisième intervention, 28 avril : réfection des canthus.

Rien de particulier, suture des bords palpébraux au niveau de l'emplacement des canthus, après avivement.

16 mars, trente-cinq jours après la blépharorraphie, on libère les paupières ; la pièce métallique est retirée ; elle est remplacée par une pièce artificielle en émail. Cette pièce prothétique n'occupe pas toute la place disponible de la cavité, selon les principes généraux de dilatation, par pièces prothétiques.

Résultats.

Les dimensions de la cavité créée, sont les suivantes :

        Profondeur............ 5 millim.
        Longueur ...:.......... 2 cent. 4
        Largeur................ 3 cent. 2.

Les dimensions de la pièce olivaire, sont les suivantes :

        Largeur............... 1 cent. 6.
        Hauteur............... 1 cent. 7.

L'occlusion palpébrale est possible et complète, tant que la pièce prothétique n'est pas dans la cavité. Elle ne se fait pas complètement quand l'œil artificiel est en place.

La mobilité de l'œil artificiel est très faible. Cette mobilité dépend, d'ailleurs, de l'existence ou de l'absence de moignon oculaire derrière la face profonde de la cavité et l'état de transformation du tissu de la cavité orbitaire.

Ce blessé a été perdu de vue pendant de longs mois ; il ne s'est pas soucié de faire changer sa prothèse, de consulter même le chirurgien qui l'avait traité. Il s'est contenté de suivre les conseils qui lui avaient été donnés de porter constamment sa prothèse, de ne la quitter que la nuit, de nettoyer son œil artificiel toutes les fois qu'il le sort, de le garder au sec, entouré dans un linge propre. Je crois qu'il ne faut pas croire que les précautions les plus minutieuses aient été prises par le blessé. Il s'est contenté de se laver les mains chaque fois qu'il a voulu sortir son œil artificiel et de placer ce dernier à l'abri de la poussière sur un mouchoir ; il se sert depuis deux ans bientôt de la même prothèse. Il n'en a jamais souffert.

Nous avons pu mesurer les dimensions de sa cavité, elles sont celles que l'on a observé au départ de l'hôpital, en 1920. Il existe un enfoncement profond de la paupière supérieure dans l'orbite, par adhérence de la partie moyenne de la paupière supérieure, au rebord orbitaire. Cette déformation pourrait facilement, semble-t-il, être corrigée par une plastie à pédicule, après dissection et élimination du tissu cicatriciel, le blessé, pour ne pas quitter son travail, s'y est jusqu'à ce jour refusé.

Il nous a été possible de retrouver M. R..., dont l'observation est citée plus haut, qui a été opéré par le docteur Morax en 1916, selon sa technique nou-

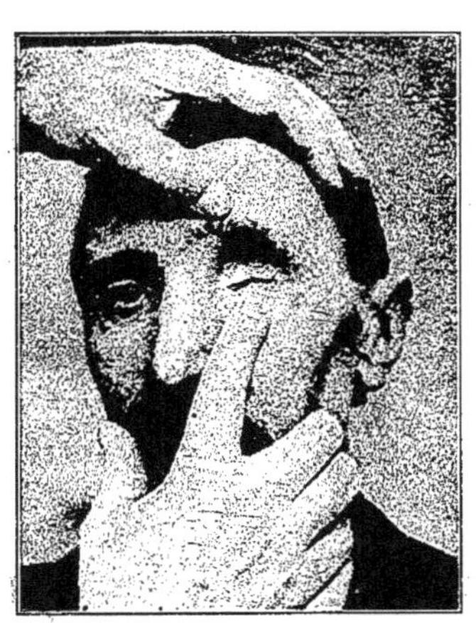 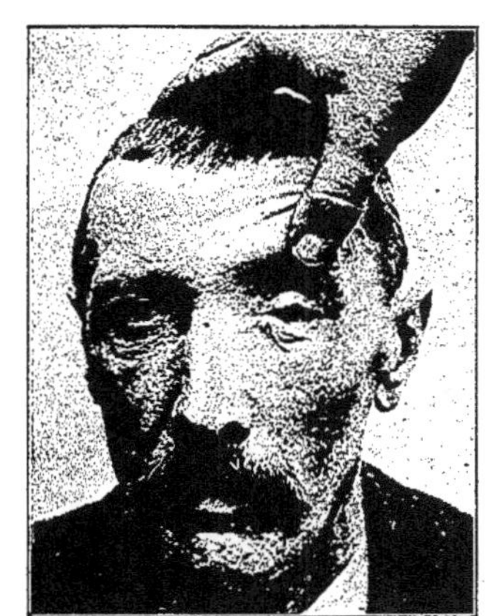

velle. Le blessé ne porte pas son œil artificiel, vu
l'absence de profondeur des deux culs-de-sac, surtout du cul-de-sac supérieur ; la cavité est assez
grande, 3 cent. de longueur, 1 cent. 1/2 de hauteur
et une profondeur de près de 1 cent., les parois sont
souples, la paroi postérieure joue très bien sur les
plans orbitaires profonds, les paupières sont rigides,
le cartilage inclus dans la paupière inférieure, a
parfaitement rempli son rôle. La cavité examinée
sans la prothèse, on voit que le mouvement d'occlusion palpébral est incomplet. Le blessé nous a dit
que les pièces prothétiques, que pendant trois mois
le docteur Coulomb a essayé de lui faire porter,
tenaient mal. Il reconnaît, d'ailleurs, n'avoir pas
porté constamment sa pièce, comme on le lui avait
recommandé, mais pour sa défense déclare que cela
lui avait été difficile, car sa prothèse tenait mal. Il
aurait, en moins de trois mois, cassé sept pièces.

L'œil définitif qui lui a été donné après moulage,
ne tient pas davantage. Quand le blessé regarde en
face, l'œil artificiel masque assez bien sa mutilation
et paraît tenir convenablement, de même que lorsqu'il regarde en haut ; tandis que la position penchée
en avant, jointe à de petits mouvements de la tête,
suffit à faire tomber la pièce prothétique. Cette dernière est ingénieusement adaptée à la cavité. Sa
partie supérieure est un peu bombée pour soulever
la paupière, elle se continue en arrière sous forme
de main, venant prendre appui à la paroi supérieure
de la cavité, sur une large surface. Il existe une
petite fistulette à 4 millim. du bord palpébral à

l'union du tiers interne, avec le tiers moyen de la paroi supérieure, elle est sèche actuellement, elle s'est manifestée, dit le blessé, deux semaines environ après sa sortie de l'hôpital.

A quoi faut-il attribuer l'insuffisance des résultats obtenus ?

La lecture de l'observation, la trace encore visible des cicatrices produites lors de la libération et la suture des paupières, nous indiquent que ces dernières ont été largement disséquées, ce qui ne nous permet pas d'admettre une libération insuffisante.

La profondeur de la cavité et surtout la souplesse de ses parois, la facilité avec laquelle on en mobilise particulièrement bien la face profonde, nous montrent que la rétraction en profondeur, ou ne s'est pas produite, ou aura été jugulée.

Nous ne croyons pas que la durée du maintien de la pièce olivaire sous blépharorraphie était insuffisante, puisque M. Morax nous dit qu'il trouve inutile une mise à la forme prolongée et n'hésite pas à en raccourcir la durée chez ses derniers opérés.

On pourrait être tenté, lorsque au moment de la mise à la forme, on s'aperçoit que les culs-de-sac sont insuffisamment dessinés, de prolonger l'action de la pièce olivaire, ou même d'essayer une dilatation progressive, par dilatateurs de volume croissant. A notre avis, ce serait faire là une tentative inutile, car d'une part l'expérience de cas semblables a montré que trois mois de mise à la forme suffisent à maintenir la cavité aux dimensions données et, d'autre part, l'expérience de très nombreux blessés atteints de symblépharons partiels, de simples brides déformant la cavité conjonctivale, chez qui a été tentée la prothèse dilatatrice a montré que, comme le dit Valois (1), « à la période consécutive immédiatement à une opération, les procédés de dilatation sont infidèles et donnent des résultats inconstants ».

Quant au rôle même de la pièce olivaire, il est bien défini, il doit chercher à assurer à la cavité la forme que l'intervention lui a donnée, mais il serait exagéré d'en attendre une action dilatatrice quelconque. Dans le symblépharon total complet, l'espoir d'obtenir une dilatation progressive par dilatateurs cavitaires, nous paraît devoir être fatalement déçu. En effet, ces dilatateurs n'agissent que par le massage continuel des parois de la cavité qui, soumise à des pressions continues, parviennent à faire céder le tissu fibreux qui les bride. Or, ce massage qui est produit par l'action combinée du jeu des paupières et des mouvements du fond cavitaire, ne peut être efficace dans une cavité creusée en plein tissu cicatrice et dont les paupières, le plus souvent atteintes au moment du traumatisme ou de la brûlure, auront suivi très souvent une transformation cicatricielle qui s'accompagne, comme nous l'avons vu souvent, d'épaississement du tarse.

L'apparition d'une fistulette, quelques mois après l'opération, a traduit sans doute l'existence d'une infection atténuée des parties molles de l'orbite, et la réaction inflammatoire du voisinage a très bien

____

(1) Valois, les borgnes de la guerre, 1918.

pu être une cause d'effacement du cul-de-sac supérieur, mais ne peut expliquer la disparition simulta-
née du cul-de-sac inférieur.

Quel enseignement devons-nous tirer de l'étude
de ce cas ?

Cet échec relatif ne diminue pas la valeur de la
méthode. Pour s'en convaincre, il suffit d'avoir vu,
comme nous, la souplesse considérable des parois
de la cavité, sa profondeur, et de songer que cette
cavité qui est grande a été taillée de toute pièce au
milieu d'un feutrage de tissus scléreux.

Pourquoi les culs-de-sac se sont-ils comblés ?
Nous trouvons-nous devant un de ces cas rebelles
dans lesquels la poussée du tissu de cicatrice est
anormalement puissante. Lorsque nous songeons
que quelquefois elle est assez forte pour faire sau-
ter la blépharorraphie, nous pouvons juger par là de
la difficulté qu'il peut y avoir dans certains cas à la
vaincre.

Nous avons vu pourquoi il n'aurait pas été ration-
nel de prolonger la durée de la mise à la forme et
de tenter la dilatation. Le docteur Morax tire de la
facilité avec laquelle il a pu, en trois mois, réaliser
une cavité suffisante pour y loger un œil artificiel, un
élément de pronostic du maintien ultérieur de ces
résultats, considérant comme définitif un résultat
satisfaisant obtenu trois mois après le début des
opérations. L'examen du blessé du docteur Moreau,
qui en trois mois, a eu une cavité bien formée, dont
les dimensions n'ont pas varié depuis, paraît con-
firmer cette opinion.

Peut-être la fixation des points les plus déclives des culs-de-sac au périoste orbitaire par 2 ou 3 fils en U, maintenus pendant deux ou trois jours aurait-elle pu diriger la réaction cicatricielle, en empêcher l'activité désordonnée en surface. Nous en admettons la possibilité théorique sans croire toutefois à un résultat pratique.

La fixation au périoste est très utile dans les procédés de Terrien, Magitot et fait partie intégrante de leur technique. Dans le procédé de Morax, au moment où elle pourrait avoir une action, c'est-à-dire lorsqu'on rabat les paupières, elle est inutile puisque les culs-de-sac sont largement dessinés ; plus tard, si le tissu fibreux les a envahis, nous la croyons insuffisante dans ses résultats.

L'opération qui a été faite chez ce blessé n'aura pas toutefois été inutile. Dans cette cavité on pourra par une nouvelle intervention refaire les culs-de-sac. Le blessé nous a dit que le docteur Coulomb avait cherché à le décider, mais que fatigué par plusieurs mois d'hôpital, et dans la perspective de retourner au pays natal, il s'y était refusé. Il n'entre pas dans le cadre de ce travail d'étudier la valeur respective des différents procédés de réfection des culs-de-sac.

Une autoplastie par lambeaux pédiculés nous paraît, dans ce cas, être la technique de choix.

CONCLUSIONS

––––––

Le symblépharon n'est qu'un épisode de la symphyse, c'est-à-dire de cette tendance à l'adhérence
et à la rétraction cicatricielle que présentent dans
leur processus de réparation les tissus détruits.

Le traitement suppose donc la création d'une cavité nouvelle en plein tissu de cicatrice et son maintien en luttant contre la tendance inévitable à la
réduction de ses dimensions premières.

I. — On peut épidermiser la cavité créée, soit en
utilisant exclusivement des greffes dermo-épidermiques, soit en associant à ces dernières des greffes
à pédicules.

L'emploi exclusif des greffes à pédicules nous
paraissant beaucoup moins favorable.

Dans le premier cas, la greffe dermo-épidermique
qui devra être taillée le plus mince possible, tapisse
la cavité nouvelle sur toutes ses parois, y compris la
face postérieure des paupières. Dans le second cas,

la paroi postérieure de la cavité est constituée par des lambeaux à pédicules ; les revêtements palpébraux et les culs-de-sac par les greffes dermo-épidermiques.

II. — L'emploi de la greffe dermo-épidermique seule, destinée à la réfection de la cavité entière, y compris la face postérieure palpébrale, assure une plus grande souplesse des parois cavitaires, un véritable moulage par cette néo-membrane fine, se rapprochant physiquement d'une muqueuse.

Aussi préconisons-nous la méthode de la greffe épidermique.

III. — Le procédé de M. Morax, débutant par le renversement et la suture des paupières largement libérées aux canthus, réalise un étalement de toute la surface cruentée. Il permet par conséquent l'étalement des greffons en surface plane, le rend plus facile et plus régulier, permet leur surveillance à chaque pansement, laisse la greffe au sec puisque les exsudats peuvent s'échapper au travers du tulle gras dont on aura pris soin de recouvrir les lambeaux ; lutte puissamment dès le premier temps opératoire contre la rétraction cicatricielle des paupières.

Nous le préférons à tout autre technique d'enfouissement de la greffe en cavité anfractueuse.

IV. — Un autre point spécial de la technique de M. Morax est de reconstituer par le rabattement des paupières une cavité. Les dimensions en sont conditionnées par l'étendue que l'on aura donné à la libération des paupières qu'il faut pousser jusqu'au rebord orbitaire, et aussi par le volume de l'élément modeleur : paraffiné, coque de verre, de plomb...

V. — Cette mise à la forme de la cavité épidermisée par pièce olivaire sous blépharorraphie, doit être maintenue pendant un minimum de trois semaines à un mois.

VI. — Si, en ce moment, l'excavation orbitaire nouvelle est restée aux dimensions premières, le résultat sera très probablement définitif.

VII. — Malheureusement, la cavité montre souvent une tendance à la rétraction, les culs-de-sac un début d'effacement. Il ne faut pas compter alors sur la prothèse dilatatrice qui échoue même entre les meilleures mains. La fixation au périoste orbitaire des points les plus déclives des culs-de-sac pourra momentanément reproduire un cul-de-sac — elle n'empêchera pas la déformation de la cavité.

Le plus souvent une nouvelle intervention sera nécessaire pour compléter les résultats.

Une plastie par lambeaux à pédicules peut parfaitement être indiquée alors.

VIII. — La réussite est conditionnée par de nombreux points de technique et de détails difficiles à exposer ici.

De la méconnaissance de quelques-unes de ces particularités peut s'en suivre un échec.

BIBLIOGRAPHIE

Cosse. — *Annales d'Oculistique*. La prothèse oculaire, juillet 1916.

Coulomb. — L'œil artificiel. Thèse Paris, 1905.
— Rapport sur la prothèse chez les blessés de guerre.
— Société d'ophtalmologie de Paris, avril 1916.

G. Cousin. — Un procédé rapide de moulage de la cavité orbitaire. *Archives d'ophtalmologie*, septembre-octobre 1917.

L. Dor. — Rapport mensuel, juillet 1916.

Heraille. — Les greffes dermo-épidermiques d'Ollier-Thiersch. Thèse Montpellier, 1911-12.

De Lapersonne. — Les blessures de guerre orbito-oculaires. *Archives d'ophtalmologie*, 1915, p. 493.

Magitot. — Thérapeutique des symblépharons par les greffes épidermiques et orbitaires à grandes surfaces. *Annales d'oculistique*, CLII, juillet 1914.
— Rapport à la Société d'ophtalmologie de Paris, juillet 1916.

Morax. — Technique nouvelle pour le traitement du symblépharon total. *Annales d'oculistique*, juin 1917, p. 321.
— Symblépharon total. Résection orbitaire par le procédé des greffes épidermiques sur les paupières évasées et fixées. *Annales d'oculistique*, mai 1918, p. 223.

Morax. — Autoplasties de la région orbitaire. *Bowan Lec-
tures. Transactions of the ophtalmological Society,*
t. XXXIX, 1919.
— *Précis d'Ophtalmologie,* 1921.
Moreau. — Rapport à la Société d'ophtalmologie de Paris,
juillet 1916.
— Communications diverses à la Société des Sciences
médicales de St-Etienne. *Loire Médicale,* 1920-21.
Rollet. — Autoplastie conjonctivale par greffes de muqueuse buccale. Communication à la Société d'ophtalmologie de Lyon. Séance du 10 février 1921. In
thèse de Cazalis.
— De la greffe de muqueuse buccale appliquée aux
réparations conjonctivales.
— Rapport à la Société d'ophtalmologie de Paris,
juillet 1916. Sur un nouvel appareil de prothèse
orbito-palpébral.
Samelsohn. — Zur operationen Behaudrung des symblépharons. *Bev. du XXII, Verr. ophtalm. Ger. L,. 892,*
p. 149.
Sourdille. — Prothèse oculaire chez les blessés de guerre.
Archives d'ophtalmologie, novembre - décembre
1916.
Terrien. — Les blessures de guerre orbito-oculaires. *Paris
Médical,* 1915, p. 338.
— Réparation des lésions conjonctivales et palpé-
brales par blessures de guerre. Société d'ophtalmo-
logie de Paris, 11 juillet 1916.
— Chirurgie de l'œil et de ses annexes, 1921.
— La réfection de la cavité orbitaire. *Paris Médical,*
25 février 1922.
Valois. — Les borgnes de la guerre. (*Prothèse chirurgicale
et plastique*), 1918.
Wecks. — Rapport au Congrès international de Londres.
Section d'ophtalmologie, p. 37 (1913).
Wilder. — American journal of ophtalmology. Novembre
1919, vol. II, n° 11. Traitement et restauration de
l'orbite.

TABLE DES MATIÈRES

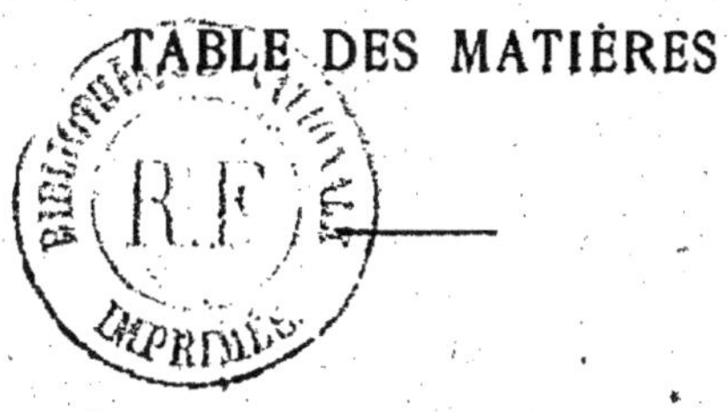